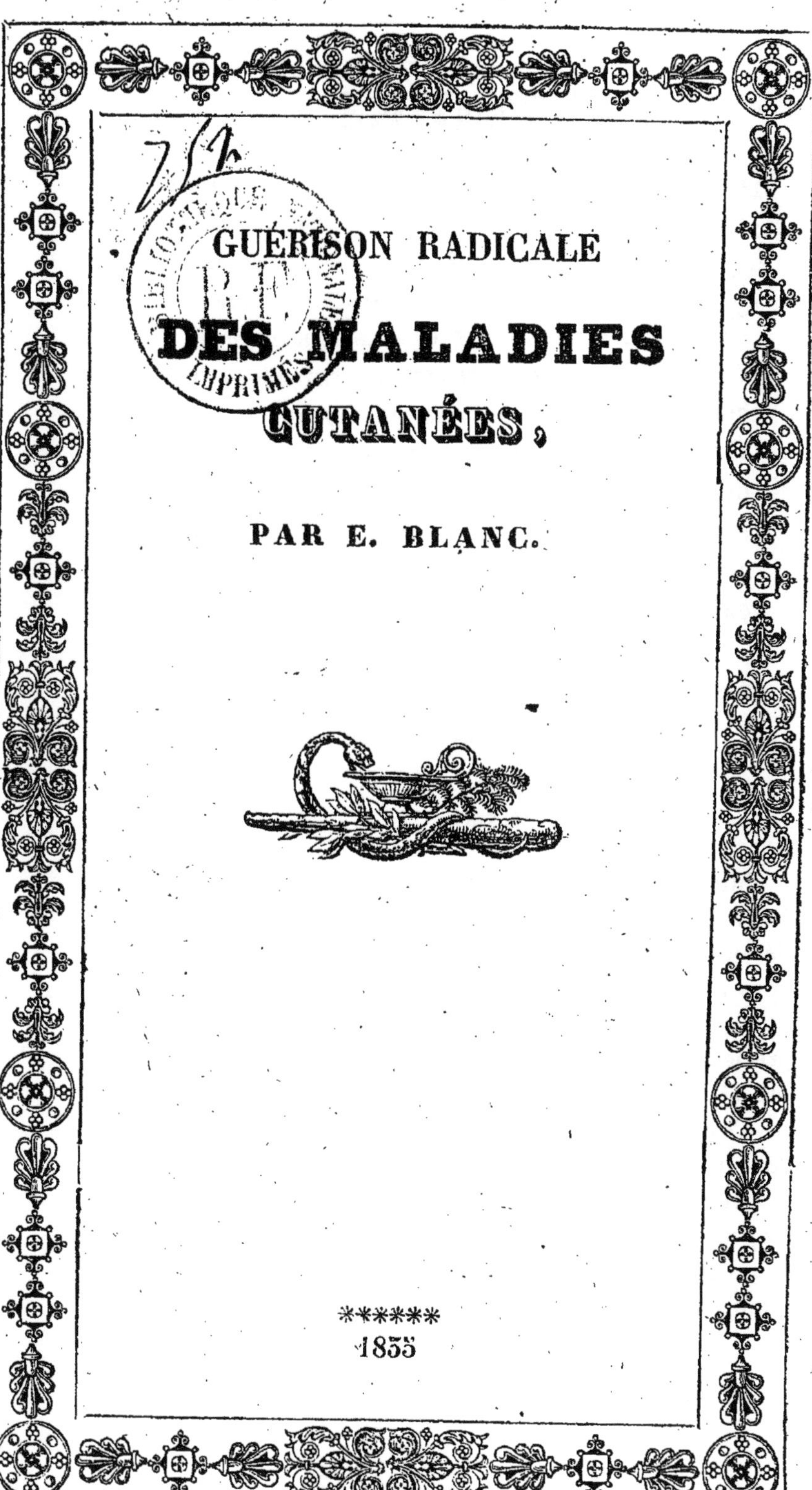

GUÉRISON RADICALE

DES MALADIES

CUTANÉES,

PAR E. BLANC.

*****
1855

MÉMOIRE

SUR UNE DÉCOUVERTE OPÉRANT DANS UN COURT DÉLAI LA GUÉRISON RADICALE DES MALADIES CUTANÉES, TELLES QUE DARTRES, TEIGNES, ETC. QUELS QUE SOIENT L'ORIGINE, L'AGE OU LE SEXE DES PERSONNES QUI EN SERAIENT ATTEINTES, ET RÉTABLISSANT PARFAITEMENT LA CHEVELURE (POUR LE CAS DE TEIGNES), PAR E. BLANC, NATIF DE CHAMBÉRY, NÉ D'ORIGINE FRANÇAISE, HABITANT ET JOUISSANT A FERNEY-VOLTAIRE, EN VERTU DE L'ARTICLE 10 DU CODE, DE SES DROITS DE CITOYEN FRANÇAIS.

DÉDIÉ A M. LE MINISTRE DU COMMERCE ET DES TRAVAUX PUBLICS.

MONSIEUR LE MINISTRE,

Enhardi par l'honneur de vos trois réponses sous les dates des 28 février 1831, 18 juillet 1832, et 24 décembre 1834, n° 7,925, je prends la liberté de vous adresser, Monsieur le Ministre, dans cette brochure, toutes les circonstances ayant rapport à cette précieuse découverte, ainsi que copie de mon diplôme, et des certificats dont je suis porteur, convaincu d'avance qu'après en avoir pris connaissance, vous daignerez de suite donner vos ordres, afin que je sois admis dans un hospice de la capitale, à faire les preuves sur différens individus, affectés des maladies susmentionnés, et préalablement après avoir rempli les formalités prescrites par les réglemens de l'académie de médecine, pour, d'après son rapport comme vous me faites l'honneur de me le dire par votre première, en date du 28 février 1831, décider s'il y a lieu, d'acheter ma recette pour la rendre publique, en faveur de l'humanité, ou de m'accorder un brevet.

L'intérêt que Sa Majesté porte a tout ce qui est utile au bien général, ainsi que vous, Monsieur le Ministre, me fait espérer de jouir des mêmes avantages que j'ai obtenus à Turin, sous le régne de S. M. Charles-Félix.

En 1811 me trouvant dans les provinces Illyriennes, où j'étais en qualité de lieutenant, au service de Napoléon, le hazard me procura les moyens de faire la découverte d'un remède contre les dartres, teignes, etc.; les avantages que présentait la douceur de son application, la prompte guérison jointe au parfait rétablissement de la chevelure, firent que je n'hésitais pas d'en prendre note, dans le but de me rendre utile à mes concitoyens, mais non dans celui d'en faire une spéculation. Combien je me trompais! les évènemens de 1814 et 1815, joints à la perte totale des propriétés de mon père, m'obligèrent de m'en créer un état pour subvenir aux besoins de ma famille.

Sachant que la teigne était considérée dans nos climats comme maladie incurable, et que l'on ne la guérissait que par la douloureuse application de la calotte de poix, et souvent sans succès; que par cette maladie on était susceptible de réforme pour le service militaire : j'ai cru devoir tirer parti de cette découverte, et ce ne fut qu'après mainte et mainte épreuves, que je me rendis à Turin où, par l'organe de M. le comte de *Salluce*, ministre de la guerre.

et M. le marquis de *Cavours* , inspecteur général des levées militaires , je proposais à S. M. le roi *Victor Emmanuel* de rendre propres au service militaire , dans l'espace de trois mois , tous les inscrits devant faire partie de l'armée , qui seraient atteints de ces maladies susdénommées.

Par ordre du roi, je fus adressé par une lettre de M. le comte de *Salluce* à M. le comte *Audiberti* , président de la faculté de médecine, lui enjoignant de donner ses ordres, afin que je fusse mis à l'épreuve dans l'hospice de la charité.

Après toutes les formalités prescrites , M. le docteur Horacio *Garnero* , chirurgien primaire , et chirurgien major du susdit, fut nommé inspecteur des traitemens que je devais faire , et qui durèrent trois ans (soit 1819, 1820, 1821), et que constate le certificat ci-après.

« Je soussigné Horacio Garnero, chirurgien primaire, et chirurgien major, déclare qu'ayant été nommé par le royal proto-médical de médecine de la capitale, en date du 24 sept. 1818, et par ordre ministériel pour inspecter les traitemens qu'a faits M. E. Blanc, pour la guérison des maladies cutanées , soit dartres, teignes, pour lesquelles il annonce être porteur d'un remède particulier ; je déclare avoir suivi attentivement et journellement pendant les années 1819, 1820 et 1821, toutes les cures qu'il a effectuées et après cessation du traitement, j'ai visité chaque individu une fois par semaine pendant un an, et n'ai reconnu aucune répercussion, mais une complète guérison , et le parfait rétablissement de la chevelure, sans aucun dérangement intérieur , malgré l'abondance des dépuratifs qu'il leur a administrés

4

(à la vérité très-doux), principalement sur les nom-
més *Guid. Alfurno, Stéphano, Damiano, et Piétro-
Daguidi*, déja travaillés depuis quatre ans de cette
maladie rebelle a tous les moyens curatifs. Je déclare en outre que depuis que je professe l'art médical, je
n'ai reconnu aucun remède aussi efficace et peu dou-
loureux que celui du dit M. Blanc et que d'après
mes connaissances , et ma conviction , je crois que
le royal proto-médical, pour le bien de l'humanité
souffrante , peut avantageusement délivrer un brevet à M. Blanc.

Turin, le 6 novembre 1828,

Horacio Garnero, D.-M. »

Observations.

Dans l'intervalle des épreuves que je fis à l'hôpital de Turin , je prouvai à plusieurs docteurs en
médecine, qui soutenaient que cette maladie n'attaquait que la classe indigente ; je prouvai, dis-je ,
qu'elle attaquait indistinctement toutes les classes
de la société , et je leur fis voir que j'avais traité le
fermier, les enfans du fermier, et deux demoiselles
parentes au célébre docteur *Scarpa* de Pavie, qui
daigna me témoigner sa bienveillance au sujet de
cette heureuse découverte. Je leur fis voir aussi que
je tenais en traitement le neveu de l'illustre marquis de *Barberoux* , secrétaire de S. M. *Charles-
Félix*.

Depuis cette époque, j'ai guéri dans tous les pays
où j'ai voyagé, des personnes de toutes les classes,
et notamment dans l'année 1834. J'ai été appelé à
Tonon (Savoie), par deux capitaines au service de

S..M. Charles-Albert, aussi atteints de la teigne. (Cependant ils étaient natifs de Sardaigne), ce qui nous prouve que cette maladie fait des ravages en tout climat.

Je puis donner à l'appui de ce que j'avance, qu'à Gènes, pays maritime, il en existe un nombre considérable; que même dans l'hospice de mendicité de cette ville, sous le titre d'auberge des pauvres, il y en avait lors de mon passage, cent trente-deux. Comme je puis le dire aussi, que dans la maison de charité de Grenoble, il en existait trente-six, malgré le peu de population que renferme cet arrondissement.

Il est donc bien évident qu'en France, comme dans l'Europe entière, cette maladie prive de la société une portion de la population, même dans les pays les plus élevés, du nord ou du midi. St-Claude, Besançon, en ont en quantité : dans la Provence, elle est aussi propagée qu'ailleurs.

Il convient donc, Monsieur le ministre, puisque nous avons le facilité d'arrêter les ravages que peut faire et fait journellement cette maladie contagieuse, d'en couper le cours par les moyens que je présente, puisqu'il est évident qu'en suivant exactement le mode que j'indique pour se traiter, chacun peut obtenir une guérison prompte, complète et sans aucune douleur, et qu'il est notoire qu'un enfant d'un an peut en supporter l'application.

Je ne doute pas non plus, Monsieur le Ministre, que je n'aie à soutenir une épreuve d'autant plus violente, qu'un grand nombre de personnes ont aussi présenté des moyens de guérison pour le même genre de maladie et qui, comme moi, ont répondu de l'efficacité de leurs remèdes ; aussi ai-je voulu voir si les leurs présentaient des avantages supérieurs aux miens. (Ce qui a retardé mon voyage à Paris, de trois ans). J'ai suivi attentivement les traitemens de plusieurs médecins (et principalement à Genève), qui traitaient les maladies cutanées, par les méthodes des pommades dépilatoire, homœopathique et les sirops dépuratifs de plusieurs pharmaciens.

Témoins, les deux officiers ci-dessus mentionnés, qui, après maint et maint remèdes, ont fait l'usage de douze bouteilles du sirop désigné sous le titre desirop régénérateur, végétal et dépuratif, mais sans aucun succès.

Je puis les appeler en témoignage, et ils conviendront que leur maladie n'a cédé qu'à mon traitement.

J'ai l'honneur de vous exposer, Monsieur le Ministre, que je suis ancien militaire de vingt-deux ans de service, avec quatre blessures bien constatées, que je n'ai d'autre fortune que la possession de mon remède, et que, dans l'espérance que mes fatigues et mes peines seraient un jour récompensées, j'ai sacrifié le peu que je possédais pour approfondir cette découverte, et bien souvent en faveur de l'indigent, qui, jamais ne réclama mon ministère en vain.

Je puis vous présenter les noms de trois cent quatre-vingts indigens que j'ai gratuitement guéris, soit en Piémont, en Savoie, en Suisse et en France.

C'est d'après ces considérations que j'ose espérer que vous voudrez bien, Monsieur le Ministre, exposer aux yeux de Sa Majesté, la présente demande et la faire agréer.

Dans cet espoir, j'ai l'honneur d'être, avec le plus profond respect, Monsieur le Ministre, votre dévoué serviteur ,

Eugène **BLANC**.

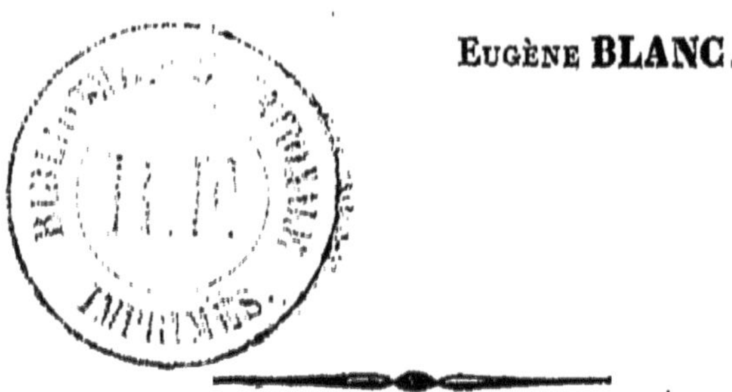

Suivent les copies du diplôme et des certificats comme pièces justificatives de ce que j'avance.

LA MAGISTRATURE

DU PROTO - MÉDICAL DE LA ROYALE UNI-VERSITÉ DES ÉTUDES DE TURIN.

Est recouru à nous *M. E. Blanc*, de Chambéry, pour obtenir la permission de vendre et débiter un reméèe, dont la composition est son secret, pour guérir les maladies cutanées, comme dartres, teignes, et autres : et nous, ayant examiné attentivement une telle préparation , et les ingrédiens qui la composent, dont nous nous sommes fait faire l'aveu sous le sceau du secret, et seulement à un des membres de la dite magistrature , duquel aveu il est résulté que son remède ne pouvait être que très-utile à la société, nous nous sommes disposés d'un commun accord et avec satisfaction à permettre la vente du dit remède, ainsi qu'en vertu de quantité de certificats qu'il nous a présentés et dans lesquels il se trouve celui de M. le chirurgien major Horacio Garnero , chirurgien primaire des hospices de cette ville, qui prouve les avantages qui ont été déjà obtenus par l'application de son remède.

En suite de quoi et par les présentes de nous signées et munies de notre sceau et en vertu des autorités que *S. M.* nous à accordées, nous déclarons que *M. E. Blanc* est autorisé à vendre dans les états *de S. M.*, et en sa qualité d'officier de santé, la susdite préparation dans tous les états *de S. M.* dépendant de notre juridiction.

Turin le deux du mois de février de l'année de notre Seigneur 1829.

Signé à l'original. GAZELLI, *Réformatore.*

Oliceza Capo... { Vu à Alexandrie le 10 février 1829. }
{ SOBRERO, *Secrétaire de la réforme.* }

Enrégistré à Chambéry le 4 septembre 1830. Régistre 7 f°. 155.

MONNET. *Secrétaire de la réforme.*

L'année de notre Seigneur 1829, et le dix-sept du mois de novembre à deux heures après midi, pardevant moi royal notaire de cette commune, s'est présenté M. Charles Bruno, Guascho de Solére accompagné de témoins ci-après désignés, lequel nous déclare avoir été traité par M. Eugène Blanc, officier de santé, d'une dartre vive et universelle qui s'était déclarée à la suite de deux galles et d'une maladie vénérienne mal soignée; qu'il ne s'était adressé à M. Blanc que par le conseil réitéré de M. le docteur Paganini propriétaire de l'établissement de santé de Oleggio; et de son substitut M. Trugi, qui ont confirmé les conseils et l'efficacité du reméde de M. Blanc; le dit Charles Bruno déclare en outre que la dartre s'était déclarée à l'âge de soixante ans et qu'elle lui couvrait toutes les parties du corps; que l'intérieur de ses mains n'en était pas moins exempt (tous ces faits sont à notre parfaite connaissance comme notaire du pays) et que pendant les trente-trois jours de traitement, bien que M. Blanc, eut employé l'acide sulfurique pour ses bains, il ne s'est jamai senti ni maux de téte, ni d'estomac, ni même un vomissement, et qu'au contraire les remèdes de

M. Blanc ont eu tout le succès qu'on pourrait désirer, et qu'il est pleinement satisfait du traitement.

Signé, CHARLES BRUNO GUASCHO.

JEAN-BAPTISTE SÉBASTIANI.

NICOLAS BADOLEIRA.

GUASCHO, *royal notaire.*

Vues et certifiées véritables les signatures ci-dessus apposées et principalement celle de M. le notaire Guascho Charles royal notaire et à laquelle on peut prêter foi.

Alexandrie, 18 novembre 1828.

Pour monsieur le préfet indisposé,

MAUROSA. *Secrétaire.*

HOPITAL MAJOR DES INFIRMIERS DE LA VILLE DE VERCELLI,

SOUS LE TITRE DE ST-ANDRÉ.

Par devant nous illustre médecin du proto médical et des seigneurs Castel novo, et Ambroise de Gatianry, nous avons convenu avec M. E. Blanc en notre qualité de médecin et d'administrateur de cet hôpital, que ce dernier traitera six malades, dont trois atteints de dartres, et trois atteints de teignes, avec son spécifique et que s'il obtient leur guérison nous lui donnerons à titre de récompense la somme de six cents francs qui ne lui sera payée qu'une année après, jour parjour, et à condition qu'il seront visités une fois par mois par un des médecins du dit hôpital, pour s'assurer s'il n'existe pas de repercussion, et si le rétablissement de la chevelure a lieu comme il nous l'a promis. Tous ces faits devront être constatés par un de nos chirurgiens majors qui dressera un procès-verbal, et à la représentation du dit monsieur, notre caissier lui payera la somme convenue.

Fait à Vercelli, le 26 janvier 1829.

Signé Castel Novo ; et Ambroise de Gatinary. Polastri, *docteur*.

Je soussigné déclare que les six malades qui ont été confiés aux soins de M. Blanc sont parfaitement guéris et que dans toutes les visites qne j'ai faites mensuellement je ne me suis aperçu d'aucune répercussion et qu'au contraire le rétablissement de la chevelure est parfait.

Vercelli le 6 septembre 1830.　　Orione.

A la suite du certificat du chirurgien Orione il a été payé à M. Blanc les six cents francs qui lui étaient dûs d'après les conventions passées avec messieurs les administrateurs du dit hôpital le 26 janvier 1829.

Vercelli, le 6 septembre 1830.

Le caissier de l'hôpital, Murati,

Je soussigné déclare, Antoine Barbery chirurgien approuvé de la commune de Monbercelli province d'Asti, que M. E. Blanc officier de santé bréveté de la royale université de Turin, a traité sous ma surveillance les individus ci-après dénommés atteints du morbe, teigne, soient: Charles Freddi, Fils de Jean-Baptiste; Guillerme enfant naturel d'Alexandrie; un autre enfant naturel d'Alexandrie, tous les deux domestiques, et le quatrième de la commune de Vinchio, lesquels quatre individus ont été parfaitement guéris, avec le rétablissement de la chevelure, et cela dans l'espace de deux mois et demi.

En foi de quoi je lui ai délivré le présent,

Monbercelli le 24 juillet 1830.

Barbery, *chirurgien*.

Vu pour légalisation de la signature de M. Barbery chirurgien en cette commune.

Le 24 juillet 1830.

PAZELLA, *syndic.*

Je déclare moi sussoigné que M. Eugènc Blanc, à traité onze individus de divers sexes et âges affectés de la teigne tous résidant en cette commune et que dans l'espace de deux mois, les susdits individus ont été parfaitement guéris avec le rétablissement de la chevelure. Je déclare en outre que cinq des susdits individus étaient pauvres et ont été gratuitement guéris.

En foi de quoi,

Castiglione le 24 mai 1830.

Le délégué de la faculté,

ALLARDI.

Vu par nous pour légalisation de la signature de M. Allardi.

Castiglione le 26 mai 1830.

VISONE, *syndic.*

Je soussigné, prévôt de l'église paroissiale de Vinchio, déclare qne M. Eugène Blanc de Chambéry, dans l'intervalle de deux mois qu'il a habité dans cette paroisse, pour y traiter différentes personnes atteintes de dartres et de teigne, les a parfaitement guéries.

Vinchio, le 6 août 1830,

JEAN PHIONE, prévôt.

Nous châtelain et propriétaire de cette commune, certifions être la pure vérité, la déclaration ci-dessus écrite, et que M. Blanc, s'est mérité la bienveillance publique, non-seulement par les cures gra-

tuites qu'il a faites dans notre commune, mais
encore par la conduite qu'il y a tenue.

Vinchio, le 15 août 1830,

SIRIATI CASTELLANO.

Suivent douze signatures.

Après avoir examiné attentivement les ravages
que faisaient les maladies cutanées dans le Piémont,
et reconnu à peu près la quantité de teigneux et de
dartreux de chaque province, et les avoir signalés à
la faculté de médecine de Turin, je me rendis à
Chambéry, où je mis toute l'activité possible pour
approfondir cette science et connaître si ces maladies étaient plus fréquentes en Piémont qu'en Savoie, et en considération du climat. J'ai reconnu
que bien que la Savoie soit d'une température plus
froide, par cette raison l'air beaucoup plus vif que
celui du Piémont, et que d'après une correspon-
dance avec les 622 curés qui forment la totalité
des paroisses de ce duché, je reconnus qu'il en
existait dans la Savoie, propre.   855

Et d'après une visite qui a eu lieu le
25 avril 1831, dans le couvent des sœurs
de Saint-Joseph, 80 filles ont été renvoyées,
et 34 garçons des frères de la doctrine chré-
tienne, cette visite a eu lieu par ordre supérieur, et en vertu des réglemens des écoles.

Dans la province Génevoise.		585
Id.	Le Chablain. . . .	562
Id.	Faucigny.	593
Id.	Haute-Savoie. . . .	517
Id.	Morienne.	350
Id.	Tarantaise.	538
	Total	4,000

Ces circonstances me mirent dans le cas de faire un rapport à la magistrature de santé de Chambéry pour prouver à différens membres de cette magistrature que cette maladie était non-seulement contagieuse, mais encore héréditaire.

J'ai prouvé par le dit rapport, que les trois filles du sieur Collombant, C. de la commune de Valloire étant atteintes de cette maladie, se sont mariées, et il en est résulté que l'une a procuré son mal à quatre de ses enfans, l'autre à cinq et la troisième à sept ; que quantité de jeunes gens pour se soustraire au service militaire pendant le règne de Napoléon s'étaient procuré cette maladie, et la propagent encore aujourd'hui, et qu'un abus préjudiciable à la société existait dans toutes ces communes, où des femmes et autres personnes se permettent contre les lois d'appliquer des remédes, et principalement la calotte de poix. De cet abus , il résulte deux graves inconvéniens :

1° Qu'une grande partie de ces malheureux restent chauves, et par conséquent sont comme exilés de la société, par ceux qui connaissent l'origine de leur infirmité. 2° Beaucoup d'autres restent estropiés par les dépôts des humeurs qui ont été détournées sans évacuation. Les certificats ci-après prouveront ce que j'avance.

Cette maladie est non-seulement contagieuse, mais elle est encore quelquefois communiquée aux hommes par des animaux domestiques , le fait que je cite ci-après servira de preuve.

Le nommé Jean-Baptiste Fontaine, de la commune de Labiole, domestique chez M. le marquis de Costa à la Motte, à l'âge de 42 ans , en pansant journellement nn mulet galleux, prit cette maladie qui ne se déclara que trois mois après en teigne miliaire. L'intérêt que M. de Costa portait à ce jeune homme le mit dans le cas de le faire traiter par le premier médecin de Chambéry. Le 7 octobre 1831 il me fut envoyé par M. le docteur Gouverd, avec une lettre de recommandation pour mettre tous mes soins afin d'obtenir sa guérison. D'après les interrogations nécessaires, il résulte que cet homme avait supporté tous les remèdes imaginables et vingt-quatre calottes de poix, que sa maladie, comme je l'ai dit, ne lui fut communiquée que par un mulet, et c'est la seule de toutes celles que j'ai traitées, qui n'ait cédé à mon traitement qu'au bout de sept mois et qui m'ait obligé même d'employer les fumigations sulfureuses d'après la méthode de M. le docteur Gall.

D'après les certificats de plusieurs médecins, ils résulte que quatre-vingts personnes ont été guérie avec le rétablissement de la chevelure et il s'en trouve au moins cent qui n'ont pas été constatées, mais dont je puis donner les noms.

Le docteur Revet, soussigné, déclare avoir connaissance de plusieurs cas de teignes rebelles qui ont cédé au traitement de M. Blanc, pendant l'année 1831, et que j'ai visités aujourd'hui derechef 10 juin 1833; je les ai parfaitement reconnus guéris avec l'entier rétablissement de la chevelure.

Chambéry, 10 juin 1833.

L. Revet, D. M.

J'ai visité aujourd'hui plusieurs personnes qui avaient été traitées par M. Blanc, pour des maladies cutanées, telles que dartres et teignes ; j'ai reconnu aussi leur parfaite guérison et le rétablissement de la chevelure. Ce traitement a eu lieu dans le cours de 1831. Je signalerai parmi le nombre de ces personnes Madelin Hyacinthe, âgé de 23 ans, qui avait apporté cette maladie de naissance, qui ne présente plus que les cicatrices d'une teigne ulcéreuse parfaitement guérie; et Richard Marie, âgé de 22 ans, qui se trouve en permission dans ce moment et appartient à la 1re compagnie du 2e régiment de Savoie, qui, sans les opérations et les traitemens de M. Blanc, aurait joui de la réforme.

Chambéry, 10 juin 1833,

BORSSON, D. M.

Vu pour la légalisation ci-dessus des signatures de MM. Revet et Borsson, en leur qualité de docteurs médecins

Chambéry, le 11 juin 1833,

Le syndic, DESVILLES DE TRAVERNET.

RÉPUBLIQUE DE GENÈVE.

Je déclare avoir suivi la cure des deux sœurs Mauze, atteintes de teignes qui avaient résisté à différens traitemens, et qui ont cédé à celui de M. Blanc, et qu'aujourd'hui elles sont parfaitement guéries.

Plein-Palais, le 16 novembre 1832,

CHUIT, M.

Je déclare que M. Blanc, officier de santé, a traité en cette ville sous mon inspection six individus atteints de la teigne, qu'ils sont parfaitement guéris, avec le rétablissement de leur chevelure.

Carrouge, 16 novembre 1832,

MONTFALCON.

Nous déclarons que M. Blanc a traité dans l'hôpital de cette ville, Antoinette Pilet, âgée de 34 ans
de la commune de Créte, d'une teigne squameuse
syphilitique ; que cette femme lui avait été confiée
pour servir d'épreuve, que la teigne s'était répandue
sur ses bras, et son visage, qu'elle avait suivi plusieurs traitemens même mercuriels sans succès, et
que M. Blanc l'a guérie dans l'espace de trois
mois.

Genève, le 16 novembre 1833;

Signé : COINDET ET OLLIVET, *docteurs
médecins de l'hôpital.*

Vu pour la légalisation des quatre signatures ci-
dessus, soit *Chuit, Montfalcon, Coindet* et *Ollivet.*

Genève, le conseiller secrétaire d'État,

DE ROCHES.

La cure ci-dessus a été suivie par plusieurs médecins de Paris, qui dans ce moment se trouvaient
à Genève par l'invitation du docteur Coindet, ils en
ont suivi plusieurs autres et par ces motifs ont pro-
longé leur séjour à Genève ; je les ferai connaître
s'il le faut.

Le nombre de personnes que j'ai traitées est
bien supérieur à celui dont je présente les certificats ci-dessus puisqu'il s'élève au nombre de soixan-
te-quinze, et je me bornerai seulement à en citer quatre
(attendu que j'ai promis de ne pas faire connaître le
nom des autres) des plus invétérées. Tel que le fils
Ador, dont le père est gendarme à Genève; c'était son
troisième enfant, les deux premiers avaient suc-
combé dès leur première enfance aux maux qu'ils
avaient apportés en naissant, produits par les galles et les maux vénériens que le père avait eus dans

le cours de son service militaire. Cet enfant avait été abandonné par les docteurs Majors, Péchié et autres, et je lui rendis la santé dans l'espace de deux mois, et il est aujourd'hui dans un état prospère.

La fille Battier à Pré-Lévêque, âgée de 32 ans, qui avait suivi plusieurs traitemens même mercuriels, à l'âge de 18 ans, fut atteinte d'une maladie vénérienne qui, jointe à la teigne, se répandit sur son nez, son visage et ses bras; parfaitement du même genre de maladie qu'Antoinette Pilet, qui a cédé au bout de trois mois de traitement.

Demoiselle Henriette Fusay, âgée de 28 ans, née d'une mère affectée d'une dartre granulée * qui lui couvrait le bas-ventre et les parties génitales, était atteinte d'une teigne de la même catégorie qui la travaillait dès son bas âge, et qui avait été confiée aux soins de plusieurs médecins de Genève, et principalement à MM. Lafond et Péchié et qui, à force ce lavages et d'applications émollientes sur la tête, détournèrent les humeurs et se fixèrent sur sa poitrine, ce qui obligea ces messieurs de la déclarer étique. Elle fut livrée à mes soins le 4 novembre 1832, et par mes moyens soit dépuratifs, soit supuratifs, elle jouit aujourd'hui de la plus parfaite santé. Aussi, ai-je eu la précaution de ramener le mal à son siège primitif; et cependant le traitement n'a duré que trois mois et demi. La mère ne s'est pas décidée à suivre mon traitement attendu son âge avancé.

La fille Keller, âgée de 22 ans, atteinte d'une dartre de la même espèce et occasionnée par les mêmes motifs que la fille Battier, jouit aussi de la plus parfaite santé.

A Ferney-Voltaire, huit personnes ont aussi été

traitées par moi et leur guérison constatée par
M. le docteur Gerlier. Dix-huit mois après la cessation du traitement, il s'explique ainsi : J'ai visité aujourd'hui les huit malades compris dans la
note que me présente M. Blanc, et j'ai reconnu
leur parfaite guérison et le rétablissement de la
chevelure, observant que la nommée Jeannette
Maréchal, âgée de 26 ans, avait été traitée par
quantité de médecins sans succès ; qu'elle avait supporté l'application de quatorze calottes de poix qui
détournèrent les humeurs, et il se forma sous son
nez et son visage une dartre vive qui la travaillait
depuis six années, et qui avait résisté à tous les
traitemens possibles, et qu'aujourd'hui cette fille est
parfaitement guérie sans que le cuir chevelu et la
peau présentent aucunes cicatrices, qu'au contraire
elle se trouve parfaitement guérie.

Ferney-Voltaire, 25 novembre 1834.

GERLIER.

Vu pour la légalisation de la signature de M. le
docteur Gerlier, apposée cejourd'hui 25 novembre
1834.

Le maire par intérim, P. MAGNIN.

Le docteur Lépine, inspecteur des bains de la ville
d'Aix, à M. Blanc, officier de santé à St-Simon,
près d'Aix (Savoie).

Mon cher Blanc,

Le porteur de la présente, Schmitt Antoine, âgé
de 18 ans, est atteint d'une teigne faveuse. Se trouvant dans un état de pauvreté complète, je vous
prie de vouloir lui prêter vos soins, connaissant
d'avance l'efficacité de vos remèdes et l'intérêt que

vous prenez pour les malheureux. Je suis persuadé d'avance que dans peu de temps vous aurez obtenu sa parfaite guérison. Je me réserve de vous en témoigner ma satisfaction à notre première entrevue qui ne tardera pas.

Annecy, le 30 avril 1830.

Le docteur LÉPINE.

Le même au même.

Mon cher Blanc,

Je viens d'entretenir le premier doyen de la faculté de Montpellier, M. de Broussonnet, de la découverte que vous avez faite en Illyrie pour la guérison des teignes, dartres et autres maladies cutanées, il désire assister à vos traitemens. Ayez donc l'extrême obligeance de ne pas les commencer demain au matin avant neuf heures, heure à laquelle nous serons chez vous.

Aix, le 25 juin 1832.

Le docteur LÉPINE.

P. S. Je lui ai aussi parlé de la blessure que vous vous étiez faite, et il a été surpris du résultat de l'application de votre huile ; il m'a même dit que toute autre personne que moi lui citerait un semblable phénomène, il n'y ajouterait aucune foi, et il est bien décidé à emporter quatre à cinq de vos bouteilles.

M, Revel, docteur en médecine, à M. Blanc, officier de santé à St-Simon.

Monsieur,

A votre premier voyage à Chambéry, je vous prie de passer à Lémens au couvent du Sacré-Cœur, vous

vous y présenterez avec cette missive, et l'on soumettra à votre traitement une jeune pensionnaire, âgée de 15 ans, atteinte d'une teigne, qui la travaille depuis bien des années, et qui a été rebelle à plusieurs traitemens. Ne vous inquiétez pas du paiement, elle appartient à une famille de bourgeois, et je vous invite à y porter tous vos soins. Je n'ai pas besoin de vous recommander le secret, madame la supérieure du couvent tient à ce que personne né sache qu'une de ses pensionnaires est atteinte de cette maladie; c'est assez vous en dire. Je vous salue.

REVEL, *docteur en médecine.*

Chambéry, 23 août 1832.

Le chevalier de Butted, président du conseil de la réforme, à M. Blanc, officier de santé à St-Simon, hameau d'Aix.

Je vous prie, Monsieur, de vouloir prêter vos soins au petit Eugène Bovagnet, fils d'une personne à laquelle je m'intéresse. Il est âgé de 12 ans, et depuis l'âge le plus tendre, il est tourmenté par une teigne, qui jusqu'à présent a résisté aux traitemens de tous nos médecins; la connaissance que j'ai des guérisons que vous avez obtenues à Turin, me font espérer que vous aurez bientôt vaincu cette maudite maladie. Je vous salue.

H. DE BUTTED.

A Monsieur E. Blanc, officier de santé à Ferney-Voltaire.

Mon cher Monsieur,

Où est votre dépôt à Genève? Pourriez-vous venir

me trouver? Je désirerais vous faire voir une jeune demoiselle atteinte d'une teigne bien rebelle, depuis quatre ans ; elle va régulièrement toutes les années aux bains de Lovèche (Suisse) sans succès. Je voudrais avant d'entreprendre le traitement , savoir si c'est là une des teignes de la guérison desquelles vous pouvez répondre.

Je vous attends avec impatience.

COINDET père, docteur-médecin.

Genève, le 2 octobre 1833.

Au Rédacteur.

Genève, 13 mars 1833.

Monsieur le Rédacteur ,

Quoique simple tonnelier de cette ville , je sais apprécier le vrai mérite, et voulant rendre une pleine et entière justice aux talens de M. Eugène Blanc, officier de santé, je viens emprunter la voie de votre respectable journal pour lui témoigner ma vive reconnaissance d'avoir radicalement guéri ma fille âgée de 22 ans, atteinte d'une dartre qui lui couvrait la moitié de la figure et plusieurs parties du corps, maladie qui la travaillait depuis plusieurs années.

C'est à la sollicitation de la mère des pauvres (Mme Poitevin) que M. Blanc a entrepris cette brillante cure et cela sans aucune espèce de rétribution.

Celui qui douterait de la vérité du fait, peut venir chez moi, rue du Perron, n. 118, au troisième étage, à Genève, afin de prendre les renseignemens que je m'empresserai de lui donner.

Agréez , etc.

Ferney-Voltaire, ce 13 mars 1833.

Monsieur le rédacteur ,

Votre impartialité à insérer dans votre estimable journal tout ce qui peut tendre au bien être de la société, me fait espérer que vous voudrez bien insérer dans votre prochain n° les réflexions suivantes au sujet de M. Eugène Blanc, officier de santé, qui a trouvé à Ferney-Voltaire la tranquillité que le gouvernement de Genève lui a arbitrairement refusée. Depuis que M. Blanc habite cet endroit, un grand nombre de Genevois viennent pour le consulter et se faire traiter; plusieurs lui ont donné des témoignages authentiques de reconnaissance pour les heureux résultats que produit journellement son spécifique.

J'aime à croire que d'après les arrangemens pris, M. Blanc prolongera son séjour parmi nous , je ne crains point de dire qu'il est désiré par tous ceux qui ont l'avantage de le connaître , et surtout par les malheureux affectés de la teigne et dartres. J'ajouterai qu'un grand nombre d'étrangers est arrivé cette semaine pour se faire traiter par lui , et qu'il a débuté dans notre pays en donnant ses soins à quatre individus et sans aucune rétribution. Ces quatre malheureux offrent une guérison prochaine.

Agréez, etc.   L. B.

Ferney, le 10 juillet 1833.

Monsieur le rédacteur ,

Mes moyens pécuniaires ne me mettant pas à même de pouvoir reconnaître en aucune manière l'important service que m'a rendu M. Blanc, possesseur du secret pour guérir la teigne, dartres, etc., j'ai cru devoir lui témoigner ma reconnaissance en employant la voie de votre journal pour rendre publique la merveilleuse guérison qu'il a opérée sur ma personne. J'ai vingt-six ans ; depuis l'âge de treize ans, j'étais travaillée d'une teigne qui m'avait été communiquée par un bonnet. Pendant six ans consécutifs la faculté de Genève s'épuisa en vain de même que sur une de mes sœurs qui est morte de cette maladie. Tourmentée par ce fléau, l'on me conduisit à l'hôpital de Tougin près de Gex où je supportai encore 14 calottes de poix qui ne firent que de détourner une partie des humeurs qui se portèrent sur le nez et formèrent un dépôt ulcéreux qui depuis six ans m'avait réduite à un état affreux.

M. Blanc arriva à Ferney dans le courant de février, il s'offrit de me guérir gratuitement. Fatiguée de tant de remèdes que j'avais vainement employés, je refusai ses offres et ce ne fut qu'à la sollicitation d'une personne respectable qui m'assura que M. Blanc était porteur d'honorables certificats constatant la guérison de maladies aussi graves que la mienne, que je me soumis au traitement qui a duré trois mois sous la surveillance de M. le docteur Gerlier qui lui a déjà délivré le certificat de ma guérison. J'invite les personnes qui se trouveraient atteintes d'une semblable maladie de ne point craindre de suivre son traitement qui est très doux et n'occasione aucun dérangement ni défectuosité ; au contraire il est constant que ma chevelure commence à se rétablir.

M. Blanc n'a pas seulement prodigué ses soins à moi seule, mais il est notoire qu'il les a prodigués à trois autres personnes, auxquelles comme à moi il a fourni tous les médicamens nécessaires sans en avoir exigé la moindre rétribution.

Je regrette vivement de ne pas avoir de fortune non seulement pour le récompenser d'une œuvre aussi louable, mais pour rendre publique à l'Europe entière ma position primitive et la présente.

Pour le bien de l'humanité souffrante, j'invite MM. les rédacteurs à insérer la présente dans leurs journaux.

Agréez, monsieur, mes respectueuses salutations.

Jeannette MARÉCHAL.

Ferney-Voltaire, le 20 juillet 1833.

Monsieur le Rédacteur,

Dans votre empressement à prôner tout ce qui vous semble susceptible de contribuer au soulagement des peines tant physiques que morales qui affligent l'humanité, vous annonçâtes, dans le temps, l'arrivée à Genève de M. Eugène Blanc de Chambéry.

M. Blanc s'était présenté à vous comme étant possesseur d'un remède infaillible contre la teigne, vulgairement dite râche.

A l'appui de ses assertions il avait mis sous vos yeux un brevet que lui a délivré la Faculté de médecine de Turin, le 2 février 1829, la lettre d'envoi d'une gratification à lui remise par le feu roi de Sardaigne Charles-Félix, et en outre plusieurs certificats constatant un grand nombre de cures opérées par ses soins; la plupart avec le plus louable désintéressement.

Ces certificats étaient d'ailleurs revêtus de signatures de personnes honorables, tels que préfets, syndics, châtelains, médecins, chirurgiens, directeurs d'hôpitaux, prêtres, propriétaires, notables, etc., etc., lesquels en signalant les noms des individus traités et guéris, n'avaient pas manqué de s'exprimer dans les termes les plus favorables sur la conduite généreuse de M. Blanc à l'égard des malades indigens.

De tels antécédens avaient dû naturellement vous intéresser, et malgré vos sages préventions contre tous ces porteurs de prétendus spécifiques, effrontés charlatans, si habiles à exploiter la crédulité du peuple, vous n'avez point balancé à vanter M. Blanc et à recommander l'emploi ou du moins l'essai de son spécifique aux personnes affectées des diversss maladies cutanées et autres énumérées dans son prospectus.

Vous avez aujourd'hui, M. le rédacteur, la bien douce satisfaction de voir que vous n'avez point été induit en erreur, que les effets répondent aux promesses, en un mot, que M. Blanc a réellement fait une découverte salutaire, et d'autant plus heureuse qu'elle attaque des maladies qui se distinguent par leur caractère hideux.

Il résulte d'un tableau des traitemens faits dans le canton de Genève par M. Blanc, qu'un assez grand nombre de guérisons mêmes inespérées ont eu lieu grâce à son remède. MM. les docteurs Coindet et Olivet de Genève, ainsi que MM. les docteurs Monfalcon et Chuit, le premier résidant à Carouge, le second à Plainpalais, se sont fait un plaisir et un devoir de l'attester.

On trouve sur ce tableau, à la colonne des observations et certificats de MM. les médecins Monfalcon et Chuit, que les sujets y désignés nominativement comme ayant usé de la recette de M. Blanc, sont parfaitement guéris et sans aucun dérangement de santé. Les signatures de MM. les médecins précités sont légalisées, l'une par M. Lafontaine, maire de Carouge, l'autre par M. E. Couteau, maire de Plainpalais, et pour plus de validité, les signatures même des deux maires et des deux docteurs sont revêtues de la légalisation de M. de Roches, secrétaire d'état de la république et canton de Genève.

Il a été, en outre, publié dans votre estimable journal des lettres des personnes guéries ou des parens de ces personnes. On y rendait justice à l'efficacité du spécifique inventé par M. Blanc, et dans l'intérêt de l'humanité, on engageait le public à s'en servir, au besoin.

Tant de preuves, tant de témoignages irrécusables ont porté leurs fruits, et en dépit des tracasseries que lui a suscitées à Genève la jalousie de quelques médecins, M. Blanc, a obtenu et mérité la confiance publique, et sa clientelle s'est étendue.

Établi depuis six mois à Ferney, il a vu se grouper autour de lui une certaine quantité d'enfans, d'adultes, de vieillards, de femmes, que d'horribles maladies tendaient à retrancher pour toujours de la société ; on est venu, on vient de lieux assez éloignés réclamer ses soins, et il est peu d'individus qui ne s'en retournent satisfaits, M. Blanc ayant d'ailleurs les plus grands égards pour les personnes dénuées de fortune.

M. Blanc désirant encourager, autant que possible, les malades à l'aborder, voulant détruire la méfiance qui ordinairement s'attache à l'emploi d'un remède nouveau, a cru devoir dresser un tableau descriptif de ses traitemens dans la commune de Ferney. L'âge des malades, le genre de maladie, la date des cures, le prix convenu, y sont détaillés, et plusieurs guérisons, entr'autres, celle de Jannette Maréchal, dont vous avez inséré la lettre dans votre numéro 56, sont certifiées par M. le docteur Gerlier, dont la signature a été duement légalisée par le maire, M. Durand, à la date du 15 juin dernier.

Ces résultats prospères ont déterminé M. Blanc, qui n'était, pour ainsi dire, qu'en passage à Ferney, à se fixer dans cette ville avec sa famille; il loge maintenant au premier étage de la maison Arbet, au café Français.

J'aime à croire, M. le rédacteur, que vous voudrez bien donner de la publicité à cette lettre ; ce sera de de votre part un acte de philantropie, et vous acquerrez un nouveau droit à la reconnaissance des amis de l'humanité.

Agréez, etc.

Un de vos abonnés.

D'après tous ces faits bien constatés , joints à la persévérance avec laquelle depuis vingt-quatre ans j'approfondis cette science, je me crois autorisé et regarde même comme mon devoir de faire observer à Monsieur le Ministre , dans l'intérêt général de la société , que dans toutes les villes ou j'ai passé , et après avoir fait les investigations nécessaires pour connaître l'origine du mal, et diriger en conséquence le traitement , presque tous les parens se sont accordés à dire que cette maladie avait été communiquée à leurs enfans à l'école , et cependant dans tout le royaume, il existe des réglemens qui défendent l'admission dans les maisons d'éducation , des enfans atteints de maladie contagieuses ; peu de maîtres les observent ; il en résulte trois graves inconvéniens.

1° Les pères qui envoient leurs enfans aux écoles , sains et saufs, ont souvent le chagrin de les voir revenir atteints de maladies déclarées incurables jusqu'à ce jour.

2° Comme ces maladies sont un sujet de réforme pour le service militaire , souvent le fils de Jean est obligé de partir pour celui de Pierre.

3° Quantité de personnes sont , par cette maladie hideuse , exclues de la société et privées de leurs bras et de leur industrie.

Aussi Ambroise Paré, chirurgien d'Henri IV; dans son traité, qui s'accorde avec plusieurs autres auteurs, disait-il : qu'il conviendrait de les séparer, et de leur empêcher le mariage.

Si j'ai l'honneur, après les épreuves, d'obtenir un brevet, je crois que mon expérience dans ces genres de maladies, me mettra à même de publier un ouvrage qui facilitera avantageusement le public pour empêcher la propagation de ce fléau; et alors, j'aurai rempli la tâche d'un ami de l'humanité.

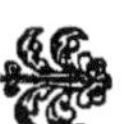

---

* La dartre granulée forme des petits boutons semblables à la graine de figue en maturité, aussi les médecins d'Italie la nomme dartre ou teigne figoza, et ceux de France rongeante est ulcéreuse.